MINISTÈRE DE L'INSTRUCTION PUBLIQUE.

HYGIÈNE
DES ÉCOLES PRIMAIRES
ET
DES ÉCOLES MATERNELLES.

RAPPORTS

DE M. LE Dr NAPIAS,

SECRÉTAIRE GÉNÉRAL DE LA SOCIÉTÉ DE MÉDECINE PUBLIQUE ET D'HYGIÈNE PROFESSIONNELLE.

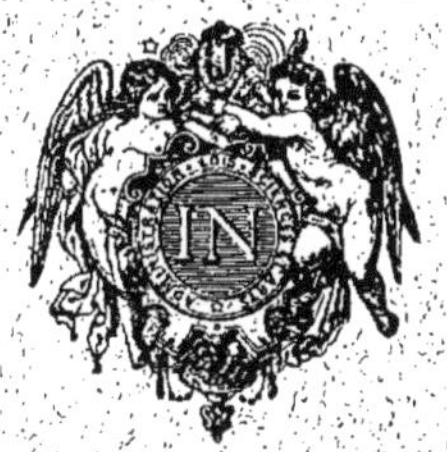

PARIS.

IMPRIMERIE NATIONALE.

M DCCC LXXXIV.

MINISTÈRE DE L'INSTRUCTION PUBLIQUE.

HYGIÈNE
DES ÉCOLES PRIMAIRES
ET
DES ÉCOLES MATERNELLES.

RAPPORTS
DE M. LE Dr NAPIAS,

SECRÉTAIRE GÉNÉRAL DE LA SOCIÉTÉ DE MÉDECINE PUBLIQUE ET D'HYGIÈNE PROFESSIONNELLE.

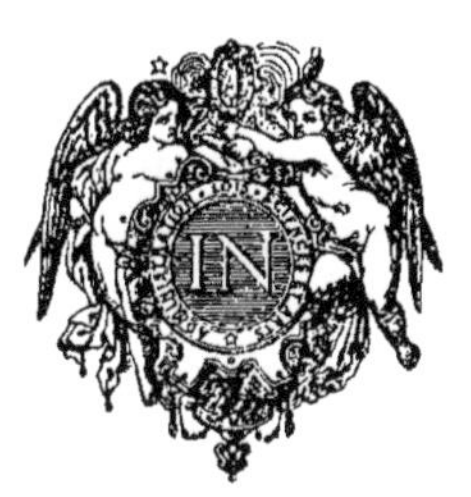

PARIS.
IMPRIMERIE NATIONALE.

M DCCC LXXXIV.

COMMISSION DE L'HYGIÈNE SCOLAIRE.

1re SOUS-COMMISSION.

(CONSTRUCTION DES ÉCOLES MATERNELLES ET DES ÉCOLES PRIMAIRES. HYGIÈNE DES INTERNATS.)

RAPPORT

FAIT AU NOM

de MM. le docteur BOURCERET, CREUTZER, CUISSART, docteur GARIEL, docteur JAVAL, GRÉARD, Ch. GIRARD, LENIENT, MARIÉ-DAVY, MOREL, docteur RIANT, Émile TRÉLAT, MMmes MARCHEF-GIRARD, TOUSSAINT, FERRAND,

M. GODARD, *président*,

PAR M. LE DOCTEUR HENRI NAPIAS,

SECRÉTAIRE-RAPPORTEUR.

En étudiant les conditions hygiéniques qui doivent présider à la construction des écoles maternelles et des écoles primaires, la 1re Sous-Commission avait un plan tracé d'avance : c'était la réglementation actuelle, qu'elle a suivie et revue article par article, discutant chaque paragraphe, approuvant ou modifiant suivant les cas.

En suivant ce plan de travail, la 1re Sous-Commission a pensé rendre plus facile la réglementation telle qu'elle sera faite plus tard par l'Administration. Mais il faut convenir que ce n'était pas un mode de travail qui rendît aisée la tâche du rapporteur. Le véritable rapport de la Commission aurait donc pu être constitué par la simple liste des modifications qu'il y aurait lieu d'apporter à la rédaction des instructions spéciales pour la construction des écoles primaires et des écoles maternelles. Ce travail a été fait : il reste annexé aux procès-verbaux de nos séances.

Nous n'avons plus, par suite, qu'à présenter ici de brèves considérations sur les points principaux qui ont fixé notre attention, tels que l'emplacement, le choix du terrain, l'éclairage des salles de classe, la disposition des cabinets et fosses d'aisances, etc.; nous résumerons sur ces divers points les discussions les plus importantes.

CONDITIONS GÉNÉRALES POUR LA CONSTRUCTION DES ÉCOLES PRIMAIRES ET DES ÉCOLES MATERNELLES.

Les instructions spéciales actuelles pour la construction des écoles maternelles et des écoles primaires élémentaires spécifient justement que le terrain destiné à recevoir un ou plusieurs établissements scolaires doit être central, bien aéré, d'un accès facile et sûr, éloigné de tout établissement bruyant, insalubre ou dangereux, à 100 mètres au moins des cimetières actuels.

Ce sont là des prescriptions indispensables que la 1re Sous-Commission ne pouvait qu'accepter sans discussion, et qui doivent être maintenues dans l'avenir. Pourtant, en ce qui concerne l'éloignement des cimetières, les hygiénistes ne pouvaient négliger de faire observer que, dans l'état actuel de la science, la nocuité des cimetières ne doit plus être exagérée; les travaux récents paraissent démontrer que des cimetières bien installés, dans un terrain convenablement choisi, ne sont pas un danger pour le voisinage. Il importe de remarquer aussi que l'obligation, formulée par les instructions ministérielles, d'une position centrale et, en même temps, de l'éloignement des cimetières constitue une contradiction flagrante, une difficulté topographique évidente dans beaucoup de communes rurales. Toutefois la 1re Sous-Commission a cru devoir maintenir cette prescription à cause du mauvais état d'un certain nombre de cimetières actuels, estimant d'ailleurs qu'il serait possible à l'Administration de faire, suivant les espèces, telle transaction qui serait jugée utile et sans danger.

Cette situation du terrain scolaire ainsi fixée, la première condition à remplir est l'assainissement de ce terrain par le drainage, et c'est ce que les instructions actuelles n'avaient pas manqué d'indiquer; cependant la 1re Sous-Commission, pensant qu'il fallait aussi tenir compte des eaux de la surface, qui pourraient déterminer dans certains cas une cause d'insalubrité que le drainage proprement dit serait impuissant à combattre, propose d'adopter, pour les instructions prochaines, des conditions plus larges et une rédaction plus développée et plus précise, en disant que *le sol sera convenablement disposé pour l'écoulement des eaux de la surface, et, s'il est humide, assaini par un drainage.*

Cette préservation de l'humidité sera certainement complétée d'une manière utile par l'exhaussement du plancher du rez-de-chaussée. Les instructions actuelles demandaient déjà cet exhaussement et la Sous-Commission n'a fait ici que proposer une simple modifiation en demandant que le rez-de-chaussée soit exhaussé de deux ou trois marches de 15 centimètres au-dessus du niveau extérieur, dans les écoles maternelles, et de trois ou quatre marches semblables dans les écoles primaires.

Ces conditions de salubrité remplies et le terrain se trouvant préparé convenablement, il importe de formuler la disposition générale des bâtiments. La Sous-Commission a pensé qu'il convenait de maintenir à cet égard les instructions actuelles, qui stipulent que cette disposition doit être déterminée suivant le climat de la région, en tenant compte des conditions hygiéniques, de l'exposition, de la configuration et des dimensions de l'emplacement, des ouvertures libres sur le ciel et de la distance des constructions voisines.

Dans le cas d'un groupe scolaire, la disposition des bâtiments doit être telle que l'école primaire ne soit pas troublée par le bruit de l'école maternelle ; c'est pourquoi les instructions spéciales sur la construction des écoles maternelles demandent qu'on évite de les placer entre l'école des garçons et l'école des filles. La Sous-Commission propose le maintien de cet article ; et même, malgré les raisons économiques mises en avant par plusieurs membres, on a pensé que l'isolement complet serait plutôt souhaitable, et on a décidé de proposer pour les instructions prochaines la rédaction suivante : *Il serait désirable que l'école maternelle fût isolée. Quand elle fera partie d'un groupe scolaire, on évitera de la placer entre l'école des garçons et l'école des filles.*

D'ailleurs, dans ce dernier cas, il conviendrait de prendre des mesures spéciales, soit en évitant de mettre en face les unes des autres les ouvertures de l'école maternelle et celles de l'école primaire, soit par tout autre moyen, pour briser les ondes sonores et atténuer le bruit en empêchant la transmission directe. Ne voulant pas cependant imposer une disposition définitive, la Sous-Commission s'est bornée à demander que, *dans le cas d'un groupe scolaire, l'école primaire soit garantie du bruit de l'école maternelle*

La superficie du terrain était évaluée par les instructions anciennes à 8 mètres environ par élève pour les écoles maternelles, avec cette condition que cette superficie ne soit jamais inférieure à 400 mètres.

La Sous-Commission n'a pas cru devoir modifier cette prescription, considérant que les écoles maternelles sont nécessairement à rez-de-chaussée. Pour les écoles primaires au contraire, les exigences actuelles de 10 mètres par élève avec une superficie minima de 500 mètres impliquent une contradiction. En effet, il est demandé d'autre part une surface minima de 200 mètres pour la cour, ce qui donnerait une surface de 300 mètres pour les bâtiments; d'ailleurs la surface de la cour devrait être doublée ou triplée quand l'école primaire aura deux ou trois étages. Si ce n'était pas là une exigence véritablement exagérée du règlement, c'était sans doute une erreur de calcul; les transactions nécessitées par le prix des terrains et par les espaces dont on dispose à Paris et dans les grandes villes seraient plus faciles avec de moindres exigences réglementaires. C'est pourquoi la Commission a pensé qu'il conviendrait de dire à l'avenir dans le règlement des écoles primaires : *La superficie du terrain sera évaluée à raison de 10 mètres au moins par élève dans les écoles à rez-de-chaussée; elle ne pourra toutefois avoir moins de 500 mètres.*

On verra, par le règlement annoté qui est joint au présent rapport et par les procès-verbaux, que la Sous-Commission n'a introduit aucune modification aux articles relatifs à l'épaisseur des murs et au choix des matériaux; mais elle a pensé qu'il convenait d'exiger à ce point de vue, dans les écoles maternelles, les mêmes conditions que dans les écoles primaires. Elle a également pensé que l'enduit lisse des parements intérieurs pourrait être l'objet soit de fréquents lavages, comme le prescrivent les instructions actuelles, soit, dans certains cas, de fréquents chaulages qui pourraient être substitués aux lavages souvent mal faits ou même complètement oubliés.

ÉCLAIRAGE.

Le mode d'éclairage des salles d'exercice et des classes a longuement occupé la Sous-Commission.

Sans vouloir empiéter sur les attributions de la Sous-Commission qui est spécialement chargée d'étudier l'hygiène de la vue dans le milieu scolaire, elle a pensé qu'il y avait lieu cependant, au point de vue de la construction, de trancher la question de principe; c'est ainsi qu'elle a admis qu'il faudrait *éviter l'éclairage par les plafonds.* Ce n'est pas, comme on voit, une interdiction formelle; mais comme on a pu se convaincre que les plafonds vitrés sont rapidement souillés et obscurcis par les poussières ou peuvent être voilés par la neige, il a semblé préférable de n'accepter ce mode d'éclairage que tout à fait éventuellement. C'est en tout cas à l'éclairage latéral que tous les membres accordent la préférence ; la discussion ainsi circonscrite s'est produite deux fois pendant nos travaux, à propos des écoles maternelles et à propos des écoles primaires.

A propos des écoles maternelles, en tenant compte de la situation des salles d'exercice à rez-de-chaussée, on s'est déjà trouvé d'accord pour décider que les fenêtres doivent être disposées de *telle façon que la lumière arrive abondamment dans toutes les parties de la salle et, autant que possible, directement du ciel.* A propos des écoles primaires, la Sous-Commission, reprenant la question, a indiqué que l'abondance de la lumière reçue par la classe pouvait être augmentée par la diminution de la largeur des trumeaux ou même par leur suppression et leur remplacement par des meneaux de 15 ou 20 centimètres. Quant à l'origine de la lumière, la Sous-Commission se trouvait en présence de deux avis différents : certains membres voulaient qu'on pût se contenter de la lumière réfléchie, pourvu qu'elle vînt de haut; d'autres, au contraire, insistaient pour que la lumière fût directe, qu'elle vînt directement du ciel. Ce n'est pas toutefois qu'unanimement on ne préférât la lumière directe, mais on pouvait se demander si, dans les villes, il était possible toujours d'avoir dans les classes la lumière du ciel. Au rez-de-chaussée, c'est évidemment un problème difficile, mais il importe de noter qu'à Paris, par exemple, les classes des écoles primaires ne sont pas habituellement au rez-de-chaussée; or on peut se convaincre qu'il suffit de s'élever de 5 mètres au-dessus du sol pour que la difficulté disparaisse, dût-on recourir à l'éclairage bilatéral. D'ailleurs l'ancienne Commission de la vue, après avoir entendu les explications contradictoires de MM. Émile Trélat et Javal et les conclusions du rapporteur M. Gariel, qui font à présent partie tous les trois de la 1re Sous-Commission, avait admis que, dans les écoles, un œil placé à la hauteur de la table devait voir le ciel dans une étendue verticale d'au moins 30 centimètres. C'est là un principe accepté presque partout à l'étranger, c'est la formule actuellement préconisée par Herman Kohn (de Breslau), et elle se retrouve dans le nouveau règlement de l'Alsace-Lorraine. La Sous-Commission de la construction doit évidemment tenir compte des décisions de la Commission d'hygiène de la vue; il s'est trouvé, d'ailleurs, dans la Sous-Commission, une majorité pour adopter cette opinion dans la forme suivante : *Les classes seront disposées de telle façon que de toutes les places on voie le ciel, et que, de la place la moins favorisée, on le voie sur une hauteur de 30 centimètres au moins, comptés à partir de la partie supérieure de la fenêtre.*

CABINETS D'AISANCES.

La question des cabinets d'aisances a une importance considérable non seulement sur la salubrité des bâtiments et de l'atmosphère scolaires, mais sur les habitudes matérielles et morales de l'écolier. La salubrité de l'école exige que l'on tienne le plus grand compte de la disposition des fosses quand il en existe, du mode d'exécution dans tous les cas; la propreté des cabinets, la disposition des sièges, les habitudes de propreté, sont des détails intéressants pour l'hygiéniste, au point de vue de l'éducation physique. La 1re Sous-Commission n'a pas manqué d'apporter à cette étude une attention sérieuse. En discutant l'article 24 de l'instruction pour la construction des écoles maternelles, elle est arrivée à une rédaction peut-être un peu compliquée, mais qui a l'avantage d'être précise, de distinguer les écoles des villes des écoles de la campagne, et qui peut s'appliquer également aux écoles maternelles et aux écoles primaires.

1° Dans les villes. — *Toutes les fois qu'il existera un système de canalisation permettant l'évacuation immédiate des vidanges, la projection dans cette canalisation se fera directement. On prendra toutes précautions pour assurer l'isolement (siphon, obturateur, etc.).*

Quand ces conditions ne seront pas remplies, les fosses mobiles seront préférées aux fosses fixes.

Les fosses fixes seront de petite dimension, sans avoir toutefois moins de 2 mètres de long, de large et de haut. Elles seront voûtées, construites en matériaux imperméables et enduites en ciment. Elles seront étanches et le fond sera disposé en forme de cuvette; les angles seront arrondis sur un rayon de 25 centimètres.

Elles seront établies loin des puits.

2° A la campagne. — *Les fosses fixes devraient être installées dans les mêmes conditions que ci-dessus.*

Dans le cas où l'on emploierait les fosses mobiles ou le système des EARTH CLOSETS, *l'accès des appareils devrait être assez facile pour permettre un enlèvement fréquent et rapide des matières.*

Cette rédaction a été arrêtée par la Sous-Commission en vue de ne manifester aucun parti pris, sinon aucune préférence, pour tel ou tel mode d'évacuation des vidanges. Elle a l'avantage de prévoir le système des *earth closets* qui, dans certaines communes rurales mal pourvues d'eau, rendrait des services véritables.

Relativement aux cabinets, il convenait d'en fixer le nombre, et la 1re Sous-Commission, discutant l'article 36 de l'ancien règlement des écoles primaires, a adopté pour le paragraphe 1er de cet article la rédaction suivante :

Toute école sera munie de privés ; dans les villes, ils seront comptés à raison de deux cabinets par classe dans les écoles de garçons, et de trois cabinets par classe dans les écoles de filles.

La raison de cette distinction entre les écoles des garçons et celles des filles tient à la présence d'urinoirs dans les premières et à la possibilité de diminuer ainsi le nombre des cabinets. Ces urinoirs sont prévus par l'article 38 du règlement actuel. La forme du siège, les dispositions des cabinets, prévues autrefois par les paragraphes 4, 5, 6 de l'article 37, a été bien formulée par la 1re Sous-Commission dans la rédaction suivante :

Les sièges en pierre, ciment ou fonte, devront être interdits. Ces sièges doivent être en bois verni ou ciré et uniquement constitués par un anneau de 5 à 6 centimètres de largeur, appliqué immédiatement au bord supérieur de la cuvette. La forme générale de ce siège sera ovale; ses dimensions seront, y compris la largeur de l'anneau, de 40 centimètres de long sur 33 de large. La hauteur du siège sera de 30 centimètres au-dessus du sol. Entre le siège et le mur du fond, il sera ménagé un espace libre de 20 centimètres. La cuvette aura une paroi postérieure verticale; elle sera munie d'un appareil obturateur ou d'un siphon toutes les fois qu'on aura l'eau à sa disposition.

Un certain nombre de questions intéressantes pour les écoles primaires et pour les écoles maternelles devaient se trouver de nouveau discutées à propos de l'hygiène des internats, dont la 1re Sous-Commission se trouvait chargée puisque, dès la première séance générale, M. le Ministre lui avait assigné cette tâche, en faisant remarquer que si la Sous-Commission s'occupait brièvement de l'hygiène des écoles normales primaires, elle établirait ainsi une transition toute naturelle à l'étude des questions d'hygiène des écoles secondaires, qu'une commission spéciale pourrait, un jour prochain, avoir à étudier.

La 1re Sous-Commission a compris qu'elle avait à faire office de précurseur, qu'elle devait déblayer le terrain et éclairer la route; elle n'a pas pensé que le temps lui permettait d'étudier à fond cette grave question des internats, mais elle a cru qu'elle devait fixer quelques points principaux, et ses discussions n'ont pas eu d'autre but ni d'autre prétention que d'être des travaux préparatoires à une étude ultérieure plus complètement approfondie.

D'abord la Sous-Commission s'est tracé un programme d'études que nous reproduisons ici.

PROJET DE PROGRAMME

DES QUESTIONS À ÉTUDIER PAR LA 1re SOUS-COMMISSION

RELATIVEMENT À L'HYGIÈNE DES INTERNATS.

1° Salles d'étude. — Disposition, ventilation, chauffage, éclairage.

2° Réfectoires. — Heures, durée et composition des repas ; disposition des réfectoires.

3° Dortoirs. — Heures du coucher et du lever, disposition des dortoirs, lavabos, vestiaires, cabinets d'aisances. — Literie.

Soins de toilette. — Soins journaliers. — Bains et douches. — Disposition des locaux ; périodicité réglementaire des bains.

Vêtements des élèves suivant les saisons.

4° Infirmerie. — Service médical. — Disposition et ameublement de l'infirmerie. — Salle d'isolement pour affections contagieuses.

SALLES D'ÉTUDE.

Relativement aux salles d'étude, ou plutôt aux *salles de travail,* une question se posait d'abord : ces salles de travail doivent-elles être doubles? Doit-il y avoir un local spécial pour l'étude et un pour la classe? Certainement deux locaux permettent une aération plus fréquente et plus complète, l'un étant vide tandis que l'autre est occupé. Mais sera-ce toujours une disposition indispensable? On conçoit que dans les lycées on ait des salles d'étude et des salles de classe non seulement distinctes, mais de dimensions différentes, à cause des externes qui ne fréquentent que la classe et ne vont pas à l'étude; et bien que dans certains lycées, comme à Vanves, où il n'y a pas d'externes, on ait cependant appliqué le système du double local, faudra-t-il accepter cette séparation pour les écoles normales primaires? Il y a là des questions d'économie et des questions d'hygiène qu'il faut savoir concilier.

Il importe en tout cas, — et sur ce point tous les membres de la Sous-Commission se montrent d'accord, — il importe que l'air soit fréquemment renouvelé dans les salles uniques ou doubles qui serviront au travail. Il se développe en effet, dans les espaces habités par l'homme et non aérés, des millions de microrganismes dont le nombre diminue considérablement par l'aération naturelle.

Sans attacher une importance exagérée aux organismes microscopiques de l'air, on peut au moins les considérer comme une preuve de l'animalisation de l'air respiré, comme des témoins de son degré de pureté ou de souillure.

M. Marié-Davy a communiqué à la Sous-Commission des chiffres qui prouvent que l'impureté de l'air augmente rapidement à mesure qu'on descend des hauteurs de l'atmosphère vers le niveau du sol des rues, ou qu'on pénètre dans les locaux occupés par une population plus sédentaire, plus resserrée ou malade.

Le nombre de microbes par mètre cube d'air, qui est de 9 à la lanterne du Panthéon, est déjà de 51 dans le parc de Montsouris, et il atteint 680 dans la rue de Rivoli ; si l'on pénètre dans les lieux habités, on trouve le nombre de 5,260 dans une chambre à coucher de la rue Monge (le matin), et dans une salle de la Pitié on le voit s'élever à 11,100.

Il résulte des notes que M. Marié-Davy a fournies à la Commission, que c'est surtout en hiver, pendant qu'on a recours à la ventilation artificielle, que le chiffre des microbes augmente, et qu'il diminue au contraire en été pendant qu'on met à profit, par l'ouverture des fenêtres, l'aération naturelle.

Il est également intéressant de savoir que si un local clos n'est pas fréquemment lavé, repeint et assaini, le chiffre des microbes qu'on y trouve dans l'air va sans cesse en augmentant, si bien qu'au laboratoire de Montsouris il s'est élevé successivement, dans les années 1880, 1882, 1883, à 215, 348, 550.

Ces renseignements sont éminemment utiles à la solution des problèmes de l'hygiène scolaire ; mais comme il faut en fin de compte quitter le ciel théorique pour le terrain pratique, la Sous-Commission a dû se prononcer sur la question des classes et des études, et elle a pensé qu'en exigeant des dimensions différentes dans le cas où il y aurait deux locaux distincts, elle réaliserait la plupart des desiderata.

C'est pourquoi la rédaction suivante a été adoptée :

Quand il y aura dans les internats des salles de classe et des salles d'étude séparées, considérant que le temps passé dans les salles de classe est moindre que le temps passé dans les salles d'étude, la 1re Sous-Commission propose d'exiger un minimum de 5 mètres cubes d'air disponible par élève dans les salles de classe et de 6 mètres cubes dans les salles d'étude.

Quand les classes et les études auront lieu dans un local unique, ce local devrait avoir au moins 8 mètres d'air disponible par élève.

Néanmoins ces dimensions peuvent être réduites à 5 mètres quand on renouvellera le cube d'air intégralement trois fois par heure.

Comme conséquence de ces aphorismes, la Sous-Commission devait être amenée à étudier le mode le meilleur de ventilation et en même temps le meilleur mode de chauffage des classes et des études.

Toutefois, avant de passer à cette étude, la Sous-Commission a voulu décider la question de l'isolement des élèves dans les salles de classe ou d'étude et elle a résumé son opinion à cet égard dans la proposition suivante :

Il serait désirable que, dans les classes comme dans les études, les élèves fussent isolés les uns des autres.

VENTILATION. — CHAUFFAGE.

La ventilation et le chauffage ne sauraient être étudiés séparément. Si les membres de la Sous-Commission se sont trouvés d'accord pour préférer l'*aération* naturelle à la *ventilation* artificielle, ce qui est, après expérience, l'avis de tous les hygiénistes, il faut convenir que c'est surtout l'été que cette aération est possible, et il faut noter que l'hiver, pendant que les fenêtres seront closes, il sera utile de recourir à la ventilation artificielle en utilisant le système de chauffage.

La 1re Sous-Commission, pour la discussion de cette importante question, a mis à profit la science de M. Émile Trélat, qui professe au Conservatoire, avec une compétence universellement reconnue, des idées adoptées dans la pratique par les meilleurs constructeurs. La Sous-Commission, désireuse de s'éclairer au point de vue des applications, a mandé dans son sein M. Herscher, constructeur bien connu, dont on trouvera en annexe à ce rapport les opinions exprimées dans deux notes assez étendues. Cela nous dispense d'entrer ici dans des détails qui seraient nécessairement longs. Il nous paraît qu'on peut s'en tenir aux décisions votées par la 1re Sous-Commission et qui sont les suivantes :

1° *L'aération naturelle sera toujours préférée à la ventilation artificielle.*

2° *Dans tous les cas où cela sera possible, on devra préférer pour le chauffage des écoles un appareil général à des appareils particuliers.*

3° *Les appareils à vapeur ou à eau chaude sont préférables aux appareils à air chaud. Toutefois, si l'on est contraint d'employer le chauffage à air chaud, certaines précautions doivent être prises, notamment en ce qui concerne l'humidification de l'air. Le chauffage devrait s'effectuer par de grandes quantités d'air à 40 degrés au maximum, c'est-à-dire qu'il devrait s'effectuer par émission d'air à température modérée.*

4° *On évitera les calorifères en métal.*

5° *Les bouches d'émission seront placées près des fenêtres. Les orifices d'évacuation seront situés à l'opposite, au bas de la paroi, avec orifices supplémentaires en haut pour le temps où l'on fera usage de la lumière artificielle. Les gaines d'évacuation mesureront au moins un décimètre carré pour deux élèves.*

ÉCLAIRAGE.

L'étude des conditions hygiéniques des internats soulève un problème spécial qui n'existe pas pour les écoles primaires ; il s'agit de l'éclairage artificiel.

Bien qu'on puisse entrevoir le moment où le système d'éclairage partout adopté sera le système d'éclairage électrique, il y aurait évidemment péril à se placer dès aujourd'hui dans les conditions de cette hypothèse, et il est à présumer que, pour mille raisons économiques, on continuera à se servir de l'huile, du pétrole, du gaz, selon les cas et les localités. La Sous-Commission ne repousse aucun de ces systèmes d'éclairage: ce qu'elle veut, c'est que les appareils éclairants soient convenablement disposés pour la vue des écoliers et de telle sorte que la tête de l'écolier ne soit pas échauffée et congestionnée outre mesure.

La 1re Sous-Commission s'est montrée favorable à une rédaction proposée par le docteur Javal et ainsi conçue :

Chaque élève aura sa lampe, munie d'un verre et d'un abat-jour et placée assez bas pour éviter tout rayonnement sur le visage de la lumière ou de la chaleur. Dans le cas où ces conditions ne pourraient être réalisées, il y aura un bec de gaz pour cinq élèves, à une hauteur minima de 2 mètres du sol. Chaque lampe sera munie d'un tuyau d'évacuation des produits gazeux de la combustion.

Après avoir ainsi réglé les conditions du chauffage, de la ventilation et de l'éclairage, la Sous-Commission, reprenant l'étude des divers articles du plan qu'elle avait tracé d'abord relativement aux internats, s'est occupée des réfectoires qu'elle a envisagés au point de vue de leur construction et au point de vue de l'heure, de la durée, de la composition des repas qui y sont pris par les élèves.

L'article 29 du projet de règlement pour la construction des écoles normales a prévu diverses conditions que la Sous-Commission a admises d'abord sans discussion :

La surface du réfectoire sera calculée à raison de $1^m,50$ par élève.

Le réfectoire sera chauffé, ventilé et aéré.

Le sol sera dallé ou carrelé et la partie sous la table garnie d'une natte ou d'un plancher mobile.

Les tables en bois doivent être absolument condamnées. Elles sont facilement imprégnables par les matières organiques et ne tardent pas à communiquer à l'atmosphère une odeur fade, *sui generis;* d'autre part, la tôle vernie s'écaille facilement et, indépendamment de l'aspect fâcheux qui en résulte, il y a à considérer là une importante question d'hygiène. Les écailles du vernis généralement plombifère peuvent occasionner des coliques et des accidents d'intoxication saturnine. C'est pourquoi la 1re Sous-Commission a pensé qu'il conviendrait de spécifier que :

Le dessus des tables sera en marbre, en verre ou en pierre dure et polie (schiste, etc.).

Les pieds seront en fonte, sans moulure.

Toutefois il ne servirait de rien de prescrire pour les tables le choix de matériaux imperméables et imputrescibles si l'on ne prenait les dispositions nécessaires pour assurer l'imperméabilité et le facile lavage des parois. Le stuc, la faïence, peuvent être employés avec avantage; à leur défaut, une peinture soigneusement vernie, à base de zinc qui ne noircit pas par la sulfuration, peut être indiquée comme un moyen souvent suffisant.

C'est ce que la 1re Sous-Commission a voulu indiquer en prescrivant que :

Il serait bon de stuquer les murs du réfectoire, ou de les revêtir de faïence dans toute leur étendue.

Quand cela ne sera pas possible, on devra les couvrir d'une épaisse couche de peinture à l'huile à base de zinc et soigneusement vernie.

Il en sera de même pour les plafonds.

Quant à l'heure et à la composition des repas, la 1re Sous-Commission a formulé les propositions suivantes :

1° Heure et durée des repas. — *Le premier déjeuner n'aura pas lieu après 8 heures du matin. Il ne pourra y avoir entre les repas un intervalle de plus de quatre heures au maximum.*

La durée du deuxième déjeuner et celle du dîner seront de vingt-cinq minutes au maximum.

2° Composition des repas. — Le premier déjeuner sera composé de potage, de chocolat ou café et de pain.

Le deuxième déjeuner sera composé habituellement d'un plat de viande, d'un plat de légumes et d'un dessert.

Le dîner devra être composé habituellement d'un potage gras ou maigre ou au lait et de deux plats chauds, l'un de viande, l'autre de légumes.

Des deux plats de viande de la journée l'un sera nécessairement un rôti.

La quantité de viande qui doit être donnée à chaque enfant à chaque repas ne saurait être fixée avec une rigueur mathématique. Il importe de tenir compte de l'âge et de la taille des enfants, de la rapidité de la croissance. Une quantité minimum de 80 à 120 grammes par repas, la viande étant supposée cuite et sans os, pourrait être prévue par un règlement qui entrerait dans de minutieux détails. Il ne paraît pas possible de pousser si loin la réglementation ; il y a en effet tant de questions d'hygiène scolaire peu étudiées, on s'est si fort défié jusqu'ici de ces questions importantes, on semble avoir si longtemps redouté l'introduction d'une inspection médicale dans les écoles, cette inspection, maintenant admise en principe par une administration libérale et éclairée, est encore si loin d'être instituée sérieusement, que les hygiénistes, mal éclairés, ne sauraient se prononcer d'une façon absolue.

Cela sera possible un jour, mais aujourd'hui on peut seulement indiquer un minimum comme nous venons de le faire, en ajoutant que l'alimentation doit être mixte, animale et végétale, et variée le plus possible.

DORTOIRS. — HEURES DU COUCHER ET DU LEVER.

La durée du sommeil est nécessairement plus grande chez l'enfant que chez l'adulte. Si l'on admet, en effet, qu'en moyenne six à huit heures suffisent à un adulte, les hygiénistes se montrent d'accord pour affirmer qu'il faut environ dix heures de sept à douze ans, et que la durée du sommeil doit être plus grande en hiver qu'en été. L'école de Salerne, qui prescrivait sept heures pour tous les âges, avait indiqué là évidemment une moyenne :

Septem horas dormire sat est juvenique senique.

La fatigue corporelle et la fatigue intellectuelle devraient d'ailleurs régler la durée du sommeil et la faire un peu varier; ce n'est pas un temps de travail profitable que celui qui est pris au détriment du sommeil, et c'est vainement qu'on viendrait citer quelques cas exceptionnels, comme ceux de Lacépède, Mirabeau, de Humboldt, qui ne dormaient pas plus de quatre heures; les exceptions ne servent pas de base à une réglementation.

La Sous-Commission s'est montrée soucieuse d'assurer un minimum réglementaire, et elle propose de dire que :

La durée du sommeil sera calculée sur un minimum de huit heures pour les plus grands élèves des internats et pour ceux des écoles normales, et de neuf heures au moins pour les élèves de moins de douze ans.

Pour la disposition des dortoirs, la 1re Sous-Commission accepterait volontiers les dispositions du projet de règlement sur les écoles normales primaires qu'elle a eu entre les mains; mais elle donnerait la préférence à un système de dortoirs par cases séparées, et désirerait que chaque petite chambrette eût son lavabo particulier.

Elle voudrait aussi que des cabinets d'aisances, en nombre suffisant (un par vingt élèves), fussent annexés aux dortoirs et construits comme ceux qu'elle a conseillés pour les écoles primaires.

Elle accepterait de même les dimensions proposées par le projet de règlement sur la construction et l'aménagement des écoles primaires; le chauffage et la ventilation pourraient être faits comme pour les classes, mais la température des dortoirs ne devrait jamais être supérieure à 16 degrés ni inférieure à 10 degrés. En effet, il y aurait certainement lieu, dans la pratique, de ne pas laisser tomber trop bas la température des dortoirs pendant la nuit, en considération de ce fait que c'est de minuit à 3 heures que la température du corps descend à son minimum et que les enfants se refroidissent d'autant plus vite qu'ils sont plus petits, c'est-à-dire que la surface de leur tégument extérieur est plus considérable relativement à leur volume.

BAINS ET DOUCHES.

En exigeant une installation confortable des lavabos, il y a lieu de se préoccuper d'un complément de propreté par les bains généraux. Le projet de règlement exige une baignoire par dix élèves. C'est une question de matériel. Ce qui importe surtout, c'est un grand bain une fois par semaine et un bain de pieds dans l'intervalle de deux grands bains.

Si la question de l'hygiène des internats devait être reprise et examinée de plus près, comme M. le Ministre l'a indiqué dans la première séance, il serait bon d'étudier, surtout pour l'été, un système commode et simple d'ablutions générales sous forme de douches tièdes, analogue aux systèmes qui ont été essayés dans l'armée et dans les asiles de nuit des grandes villes.

VÊTEMENTS.

Il y aurait lieu aussi de prescrire des *vêtements appropriés au climat ou à la saison.*

La Sous-Commission ne pourrait qu'effleurer toutes ces questions et pour ne pas retarder les travaux de la Commission générale, elle se borne aujourd'hui à les signaler. L'étude de ces questions demanderait en effet un temps très long, et, par exemple, le seul paragraphe relatif aux soins médicaux, à l'organisation d'une infirmerie et de chambres d'isolement, demanderait une étude spéciale.

La Sous-Commission constate sur ce point que l'article 27 du projet de règlement concernant la construction et l'ameublement des écoles normales primaires a prévu les points principaux du problème. Cet article est ainsi conçu :

« Art. 27. L'infirmerie comprendra : une chambre commune, deux chambres d'isolement, une chambre pour l'infirmière, un cabinet pour les consultations et la pharmacie, une tisanerie, un cabinet de bains, des privés.

« L'infirmerie devra, autant que possible, occuper un pavillon distinct et isolé. Elle sera, dans tous les cas, séparée des autres services de l'école aura un accès facile et occupera la position la plus saine et la mieux orientée, à l'abri du bruit des cours et des mouvements des élèves.

« Les dimensions de la salle commune seront calculées à raison de un lit par vingt élèves et de 35 à 40 mètres cubes d'air environ par chaque malade.

« La chambre de l'infirmière sera placée entre la chambre commune et les chambres d'isolement.

« Le cabinet de consultations du médecin sera muni d'armoires renfermant les produits pharmaceutiques. »

La Sous-Commission accepterait les termes de cet article, sauf en ce qui concerne le paragraphe 4. Il est évident en effet que, si les chambres d'isolement ont pour but de séparer les malades atteints d'affections contagieuses, il n'est pas possible d'admettre que la chambre de l'infirmière soit placée entre ces chambres et la chambre commune, et que la même personne soit chargée du soin des deux catégories de malades. Le paragraphe 4 pourrait être d'ailleurs ainsi modifié :

§ 4. *L'infirmerie de la chambre commune ne pourra en aucun cas, ni par aucun moyen, communiquer avec les chambres d'isolement auxquelles devront être attachées des infirmières spéciales.*

Le Président,
GODARD.

Le Secrétaire-Rapporteur,
Dr Henri NAPIAS.

COMMISSION DE L'HYGIÈNE SCOLAIRE.

5e SOUS-COMMISSION.

(SOUS-COMMISSION DU PREMIER ÂGE SCOLAIRE.)

RAPPORT

FAIT AU NOM

de MM. le docteur BOUCHARDAT, BROUARD, DELON,
Ch. GIRARD, GRÉARD, le docteur ONIMUS, Bernard PÉRÈS, le docteur PARROT,
Mmes DELABROUSSE, DILLON, DE FRIEDBERG,

M. PARROT, *président,*

PAR M. LE DOCTEUR HENRI NAPIAS,

SECRÉTAIRE-RAPPORTEUR.

La 5e Sous-Commission était chargée, d'après la répartition de travail arrêtée dans la première séance générale, sur l'avis de M. le Ministre, des questions relatives à l'*hygiène de la première enfance.*

L'expression *première enfance* a, dans le langage médical, une acception parfaitement définie et généralement acceptée qui ne saurait s'appliquer aux enfants qui fréquentent les écoles maternelles; ceux-ci étant âgés de deux à sept ans appartiennent précisément à une période que les médecins et les hygiénistes appellent *troisième enfance.* Il pouvait y avoir là matière à équivoque, et, dès sa première séance, la 5e Sous-Commission tenait à faire disparaître toute ambiguïté en prenant pour titre : *Sous-Commission du premier âge scolaire.*

Ce titre déjà définissait notre tâche; mais elle se précisait encore par l'adoption d'un plan de travail, d'une sorte de sommaire des chapitres à étudier proposé par M. le Président, accepté par la Sous-Commission, et que nous reproduisons ici :

1° La classe. — Durée et heures des classes. — Repos. — Sorties nécessitées par les besoins naturels. — Nature des connaissances à donner à l'enfant en classe, etc.

2° Alimentation. — Heures des repas. — Constitution de ces repas.

3° Récréation et sommeil. — Jeux à permettre ou à recommander. — Le vêtement pendant la récréation. — Lits de repos, etc.

4° Privés. — Sièges. — Lunettes en bois. — Possibilité de transmission d'affections contagieuses. — Nécessité du nettoyage et d'une surveillance continue.

5° Toilette des enfants. — Propreté comme moyen d'éducation et comme prophylaxie des affections contagieuses. — Bains. — Douches. — Soins de propreté de la tête. — Prophylaxie des eczémas et des teignes.

1° CLASSES.

Dans les écoles maternelles actuelles, une disposition réglementaire veut que dès qu'un établissement contient plus de cinquante élèves, ceux-ci soient répartis dans deux classes. Dans la pratique, on tient habituellement compte, pour cette répartition, des âges des enfants. La 5° Sous-Commission estime pourtant qu'il y aurait utilité à formuler ce sectionnement dans les règlements à venir et elle admet qu'il y aurait lieu de faire trois sections distinctes.

En effet, si les enfants qui fréquentent les écoles maternelles sont tous dans des conditions physiques analogues; si c'est précisément cette période de deux à sept ans qui, caractérisée essentiellement par la présence des premières dents et par le développement des principales maladies infantiles, constitue la troisième enfance, on peut affirmer qu'au point de vue du développement intellectuel, les enfants de deux et trois ans, ceux de quatre et cinq ans et enfin ceux de six et sept ans sont dans des conditions différentes qui justifient un sectionnement plus complet.

C'est à cause de ces considérations que les membres de la Sous-Commission se sont d'abord trouvés d'accord pour demander qu'on introduise dans les instructions officielles les dispositions suivantes :

Le sectionnement des écoles maternelles sera fait en tenant compte de l'âge des enfants.

Ce sectionnement devra comporter trois groupes, savoir :

1° Enfants de deux et trois ans;

2° Enfants de quatre et cinq ans;

3° Enfants de six et sept ans, sauf les exceptions individuelles.

Dans l'esprit de la Sous-Commission, ce sectionnement permet de tenir compte, dans le règlement de l'emploi du temps, du développement physique en même temps que du développement intellectuel.

En effet, quoiqu'à diverses époques on ait dressé des emplois du temps pour les écoles maternelles, le projet de règlement modèle ne prévoit pas un emploi précis de chaque heure de la journée. En général, actuellement, les enfants qui fréquentent les écoles maternelles et qui peuvent y séjourner de 7 heures du matin à 7 heures du soir sont en classe de 10 heures à midi et de 2 heures ou 2 heures et demie à 4 heures. Ceux qui sont venus avant 10 heures, ceux qu'on ne vient pas chercher à 4 heures, sont tenus, pendant ces deux périodes d'*avant-classe* et d'*après-classe*, au repos dans les préaux sous la surveillance de la fille de service. Comme les classes sont coupées par des intervalles de repos, il n'y a guère que trois heures ou trois heures et demie d'exercices scolaires par jour.

La Sous-Commission a pensé que cette durée du travail quotidien et la durée de chacun des exercices devaient être fixées pour chaque groupe d'élèves. C'est là une question qui préoccupe justement ceux qui, dans tous les pays, s'intéressent à l'hygiène des écoles.

Le vénérable Edwin Chadwich [1], le doyen de l'hygiène en Europe, estime que, pour les enfants de six à sept ans, le travail ne doit pas durer plus de deux heures et demie à trois heures par jour, et que chaque leçon ne doit fixer l'attention des enfants de cet âge qu'un quart d'heure au plus.

Les hygiénistes allemands, réunis en 1877 au congrès de Nuremberg, émettaient le vœu que les heures de classe fussent réduites dans les écoles de tous les degrés et qu'une plus grande part fût laissée à l'acti-

[1] Cité par Arnould (*Hygiène*, p. 1115).

vité physique. En 1878, au congrès de Dresde, les mêmes hygiénistes demandaient, entre autres choses, que pour les enfants de sept à huit ans le nombre d'heures accordées au travail ne fût pas de plus de vingt-deux par semaine, en comprenant dans le travail le chant, la gymnastique, les travaux féminins. Sur ces vingt-deux heures, seize au moins devaient se trouver prises dans la matinée.

Nous citons ces opinions étrangères parce qu'elles sont moins connues, mais nous aurions pu nous en tenir aux travaux de nos savants nationaux qui sont arrivés à formuler les mêmes principes. L'avis de la Sous-Commission ne pouvait être douteux sur ce point d'hygiène de l'enfance et c'est pourquoi, conformément aux vœux émis depuis longtemps par les hygiénistes français, elle a déterminé d'abord un maximum de temps à consacrer quotidiennement au travail dans les écoles maternelles et formulé la proposition suivante :

Le temps consacré, dans les écoles maternelles, aux exercices intellectuels ne pourra dépasser trois heures par jour.

On doit entendre par exercices intellectuels ceux qui sont énumérés au paragraphe 1er de l'article 2 du décret du 2 août 1881.

Autant que possible, deux tiers du temps consacré à ces exercices seront pris sur la première partie de la journée.

Aucun exercice ne pourra durer plus de vingt minutes.

Ce temps maximum de trois heures par jour s'appliquerait aux enfants du groupe le plus avancé en âge, à ceux de six à sept ans qui auraient ainsi deux heures de travail avant midi et une heure après midi. Toutefois on a pensé que les deux heures du matin et que l'heure de l'après-midi devraient être coupées par une récréation d'une demi-heure qui permettrait aux enfants d'aller aux privés et pendant laquelle la salle d'étude pourrait être aérée. Enfin, pour éviter toute fatigue intellectuelle prolongée, on a voulu spécifier que les exercices ne dureraient jamais plus d'un quart d'heure chacun et qu'ils seraient séparés par une pause de cinq minutes.

La Sous-Commission a d'ailleurs résumé ses discussions à cet égard dans les propositions suivantes qu'elle a votées à l'unanimité :

Les enfants de la section supérieure (six et sept ans) entreront en classe à 9 heures et demie Entre 9 heures et demie et midi, ils prendront en une seule fois une demi-heure de récréation hors de la salle de classe qui, pendant ce temps, sera largement aérée [1].

Trois exercices différents seront faits dans une heure. Chaque exercice durera un quart d'heure et sera séparé de l'exercice suivant par cinq minutes de mouvements avec chant.

La classe de l'après-midi commencera à 2 heures et demie et se terminera à 4 heures : elle sera coupée par une récréation d'une demi-heure en une seule fois, hors de la salle de classe qui, pendant ce temps, sera largement aérée.

Pour les enfants plus jeunes, pour le groupe de quatre et cinq ans, pour celui de deux et trois ans, on a tenu à garder les dispositions générales applicables aux enfants de six et sept ans. Toutefois c'est en ne les admettant en classe qu'à 10 heures et en réduisant, en même temps, pour les plus jeunes, la durée de cette classe, qu'on a cru devoir établir une distinction, s'appliquant ainsi à mettre la durée du travail en rapport avec l'âge des enfants, de telle sorte que ceux de deux et trois ans n'aient en tout que deux heures de travail par jour, et ceux de quatre et cinq ans seulement deux heures et demie.

C'est ce que la Sous-Commission a formulé dans les termes suivants :

Les enfants de la deuxième section (quatre et cinq ans) n'entreront en classe qu'à 10 heures du matin. Sauf cette modification, les dispositions prévues pour la première section sont applicables à la deuxième.

Les enfants de la troisième section (deux et trois ans) n'entreront en classe qu'à 10 heures du matin; ils en sortiront à 11 heures et demie. Sauf cette modification, les dispositions prévues pour la première section sont applicables à la troisième.

Les diagrammes ci-après de M. Delon et de M. le docteur Napias montrent d'ailleurs clairement l'emploi du temps pour chaque groupe d'enfants.

---

(1) Plusieurs membres ont demandé que la Sous-Commission attire l'attention de l'Administration sur la nécessité de faire le balayage pendant les récréations et en prenant toutes précautions pour que la poussière n'incommode pas les enfants.

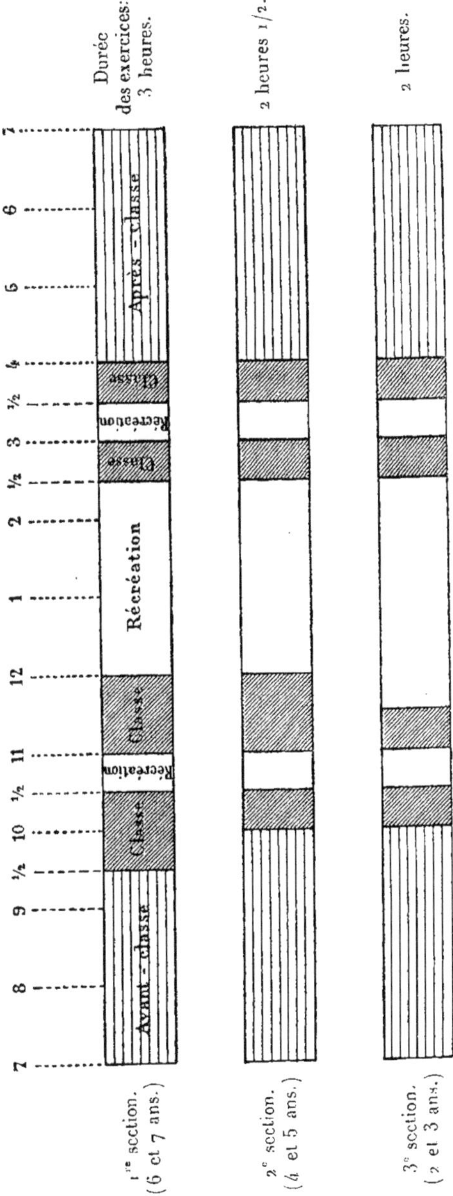
Durée
des exercices:
3 heures.
2 heures 1/2.
2 heures.
7
8
9
½
10
½
11
12
1
2
½
3
½
4
5
6
7
Avant-classe
Classe
Récréation
Classe
Récréation
Classe
Récréation
Classe
Après-classe
1re section.
(6 et 7 ans.)
2e section.
(4 et 5 ans.)
3e section.
(2 et 3 ans.)

DIAGRAMME DE L'EMPLOI DU TEMPS À L'ÉCOLE MATERNELLE.

HEURES DE PRÉSENCE À LA CLASSE.

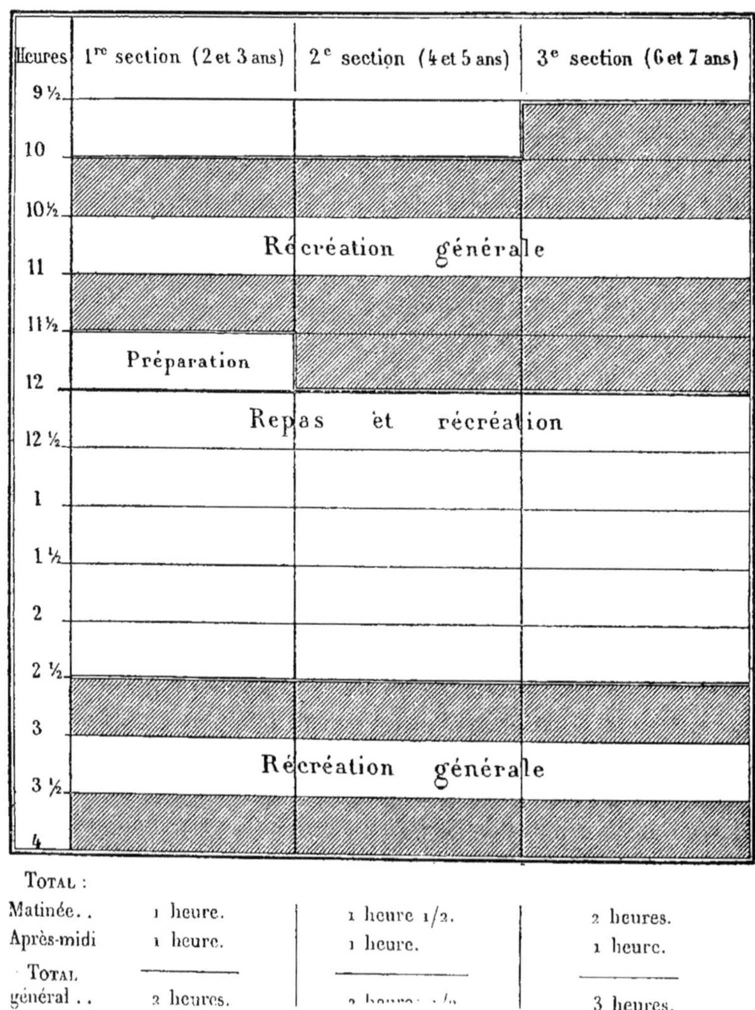

TOTAL :			
Matinée. .	1 heure.	1 heure 1/2.	2 heures.
Après-midi	1 heure.	1 heure.	1 heure.
TOTAL général . .	2 heures.	2 heures 1/2	3 heures.

2° ALIMENTATION.

La question de l'alimentation est une des plus graves parmi celles que soulève l'étude de l'hygiène de l'enfance; on sait quelle importance elle a dans la première enfance et pendant la période de l'allaitement. Le professeur Parrot a tracé de main de maître le tableau de cette maladie de la nutrition qui constitue l'*athrepsie;* ses travaux plus récents et les travaux du docteur Tarnier ont permis de poser les bases d'un allaitement artificiel dans les cas malheureux où l'allaitement maternel est impossible.

Dans la période qui nous occupe, c'est-à-dire à partir du moment où l'enfant peut avec avantage être soumis à une alimentation plus complexe, où la viande commence à jouer son rôle, le régime alimentaire a aussi une grande valeur. Le développement physique est rapide; il faut, pour y pourvoir, que l'alimentation soit complète et que la dose alimentaire soit efficace pour la réparation des pertes incessantes et pour les besoins incessants de l'accroissement.

« Les œufs, le bon lait, les viandes, les fromages frais, les bons fruits, interviennent toujours utilement dans cette alimentation », [1] dit le professeur Bouchardat. Il faut y ajouter les corps gras, sur la nécessité desquels le savant hygiéniste ne manque pas d'insister, et dont il a de nouveau exposé l'utilité au cours des séances où cette question a été étudiée par la 5e Sous-Commission.

Ajoutons que ces repas ne doivent pas être trop éloignés les uns des autres.

Mais si toutes ces conditions sont aisées à remplir pour l'enfant élevé dans sa famille, constamment surveillé, entouré de la sollicitude toujours éveillée de la mère, avec les conseils quasi-journaliers du médecin, il faut convenir qu'il en va tout autrement quand il s'agit des enfants des écoles maternelles. Peut-être n'auront-ils pas, en arrivant à l'école, pris un repas suffisant; peut-être n'apportent-ils pas les provisions nécessaires pour celui qu'ils doivent prendre à midi. Il faut compter aussi que beaucoup resteront à l'école après 4 heures du soir, jusqu'à

---

[1] *Hygiène*, 2e édition, p. 987.

6 ou 7 heures si la mère travaille hors de chez elle, et qu'il est nécessaire de songer au goûter.

C'est ici que les municipalités, les caisses des écoles, les associations charitables, les dames patronnesses, peuvent intervenir et s'ingénier à trouver et à créer des ressources. La réglementation est dans ce cas impuissante; elle ne doit rien préciser par crainte de verser dans l'utopie; tout au plus doit-elle, au point de vue de l'hygiène de l'enfant, laissant la porte ouverte à tous les bons vouloirs, poser quelques principes qui seront des jalons pour la munificence des municipalités ou des particuliers. C'est là ce que la 5e Sous-Commission a tenté de faire.

Actuellement les enfants, en arrivant à l'école maternelle, sont censés avoir pris chez eux un premier repas. Cela toutefois n'est pas certain, mais on peut, en quelque sorte, le présumer par l'inspection du petit panier de provisions que l'enfant apporte avec lui pour son repas du midi, et au besoin par de discrètes interrogations. Les femmes excellent à deviner la misère, et les directrices des écoles maternelles ont une expérience qui vient encore en aide à cette faculté divinatrice des cœurs charitables. En tout cas, il est bon de visiter le panier de l'enfant. Ainsi le veut d'ailleurs le règlement actuel (art. 5) et la Sous-Commission a pensé qu'il serait sage que le règlement futur ne manquât pas d'indiquer que *la directrice doit toujours se rendre compte du contenu des paniers.*

Dans plusieurs écoles maternelles, on a imaginé de demander aux parents une cotisation quotidienne de 10 centimes par enfant, et d'après les renseignements fournis à la Sous-Commission, on aurait trouvé là des ressources à peu près suffisantes. Quand l'école maternelle fait partie d'un groupe, et qu'il existe une cantine scolaire, le problème est relativement facile à résoudre. En tout cas, que le système des cotisations soit mis en usage, ou qu'on fasse fond sur les petites provisions apportées par les élèves, ou bien encore qu'on puisse compter sur les subventions municipales ou sur le concours d'œuvres philanthropiques, il serait nécessaire que les aliments pris au repas de midi fussent des aliments chauds, et c'est ce que la Sous-Commission entend formuler par la proposition suivante:

Le repas de midi comprendra nécessairement des aliments chauds, fournis soit par la famille, soit par l'école.

Au point de vue de la constitution de ces repas, la Sous-Commission, tenant compte des principes relatés plus haut, propose de dire :

Il est désirable que les enfants aient chaque jour, au repas de midi, une soupe grasse ou maigre, ou au lait, et un plat chaud de viande ou de légumes.

La question des boissons n'est pas indifférente; si l'on peut à partir de deux ans donner à l'enfant du vin ou d'autres boissons fermentées, c'est à la condition que ces boissons soient étendues d'eau. Les hygiénistes s'accordent sur ce point.

L'eau entrera donc pour une large part dans la boisson des enfants, et la Sous-Commission a considéré qu'il y aurait tout d'abord lieu de dire que :

L'eau bue pendant le séjour à l'école sera filtrée.

C'est là une prescription importante ; c'est en effet surtout par l'eau des boissons que s'introduisent les œufs des ascarides lombricoïdes et des autres helminthes et ces œufs ne traversent guère les filtres ordinaires. Aussi voit-on bien plus rarement les maladies vermineuses à la ville où l'eau est filtrée qu'à la campagne où le filtre est d'un rare usage. Cette prescription trouverait ainsi une application particulièrement utile dans les écoles de la campagne.

La boisson des repas pourra, suivant les pays, se composer d'eau avec une petite quantité de vin, de cidre ou de bière.

Entre les repas, pendant les récréations et surtout en été, il faut évidemment mettre aussi une boisson saine à la disposition des enfants. Les décoctions de gentiane, de houblon, de coques de cacao, de réglisse, etc., ont toutes cette qualité commune que l'eau qui sert à leur préparation a dû subir une ébullition préalable qui tue les germes nocifs qu'elle peut contenir; on pourrait les recommander toutes indifféremment. M. le professeur Bouchardat proposerait volontiers une dissolution de 50 centigrammes de glycyrrhizate d'ammoniaque par litre d'eau préalablement bouillie.

La Sous-Commission a cru devoir formuler comme il suit son opinion sur la question :

Il serait désirable que la boisson donnée aux repas se composât, suivant les localités, de vin, de bière ou de cidre plus ou moins étendu d'eau.

Entre les repas, la boisson devrait être composée d'une décoction de houblon ou de réglisse.

La Sous-Commission a de plus voté la disposition suivante :

Le repas sera précédé d'une évolution dans le préau ou dans la cour.

3° RÉCRÉATION ET SOMMEIL.

La nécessité de l'exercice corporel pour le jeune enfant n'est plus à démontrer. Il y a longtemps en tout cas qu'on a constaté ce besoin de mouvements multipliés dès l'âge où l'enfant est le maître de ses actes musculaires. Il lui faut des mouvements, bons ou mauvais, salutaires ou dangereux, car, comme l'avait observé Platon [1], ce n'est pas la qualité qu'il recherche, mais la quantité.

« Si l'adulte se conserve par l'exercice régulier, dit Bouchardat [2], l'enfant se conserve et s'accroît surtout, pour ce qui a trait aux organes de la vie de relation, par l'exercice progressif de ces organes. Il y a pour lui une double nécessité de mouvement. » Et le savant maître de l'hygiène en France, qui sait s'inspirer de l'opinion des grands penseurs de tous les temps, rappelle que Bacon avait dit déjà, avec raison, que l'exercice de l'enfance est la meilleure provision de santé pour l'âge adulte.

C'est vraiment grand'pitié de voir que, dans les villes et à Paris surtout, les mères, éloignées de leurs enfants par leurs travaux ou leurs plaisirs, les laissent s'étioler dans des chambres étroites où ils prennent, avec l'habitude des jeux tranquilles, une faiblesse et une pâleur excessives, une passivité à subir toutes les influences climatériques et toutes les maladies de l'enfance.

Il n'y a ni loi ni règlement qui puissent remédier à la triste insouciance de certaines mères; mais pour celles que le travail retient loin du logis, l'école maternelle offre un asile où elles doivent pouvoir en toute sûreté laisser leur enfant, et où l'on doit veiller, autant et plus qu'on ne ferait dans la famille, à l'exercice convenable et régulier.

Les jeux librement pris au grand air ou dans le préau tiennent ici le premier rang; et c'est affaire aux directrices de trouver la variété dési-

---

(1) *Lois*, livre II.

(2) *Hygiène*, p. 505.

rable, de surveiller autant ceux que le jeu échauffe ou énerve à l'excès que les pauvres lymphatiques timides qui restent volontiers, si on ne les en tire, dans une regrettable immobilité, ne voulant ni n'osant se mêler aux jeux des autres.

Avec ces jeux ce sont les mouvements rythmés par le chant qui ont la plus favorable influence et qui satisfont le mieux au besoin de mouvement des enfants. C'est là une gymnastique utile et inoffensive. Quant à la gymnastique proprement dite, tandis que le colonel Amauros la recommande dès l'âge de deux ans, Michel Lévy insiste pour qu'elle ne soit commencée qu'à cinq ans seulement. Il y a là une question de sage mesure à garder.

La 5e Sous-Commission ne voulait pas aborder de trop près cette question de la gymnastique qu'une commission spéciale étudie. Elle tient à rappeler seulement qu'une gymnastique rationnelle, composée de simples mouvements, doit avoir pour but unique de développer chez l'enfant, dans une mesure égale, toutes les parties du squelette et tous les muscles.

Actuellement on constate avec regret que les enfants venus à 7 heures et demie ou 8 heures ou 8 heures et demie restent immobiles, assis dans le préau sur des bancs mal commodes et dans des attitudes vicieuses jusqu'à l'heure de l'entrée en classe.

C'est là une condition déplorable que la Sous-Commission a voulu éviter. Elle a émis le vœu que les enfants soient, pendant l'avant-classe, mis en liberté dans la cour ou dans le préau, à la condition qu'on les laisse au repos un peu avant l'entrée en classe.

La 5e Sous-Commission a d'ailleurs formulé sa pensée dans les propositions suivantes :

Au fur et à mesure de leur entrée à l'école, les enfants seront mis en liberté dans la cour, ou, quand le temps ne le permettra pas, tenus au préau, occupés à des marches d'ensemble, des évolutions ou autres exercices récréatifs.

Une demi-heure avant l'entrée en classe, ils seront conduits aux privés et maintenus au repos.

Les récréations de 10 heures et demie à 11 heures et de 3 heures et demie à 4 heures seront consacrées à des marches avec chants dans la cour ou dans le préau.

Dans la récréation qui suivra le repas de midi, les enfants seront en liberté dans la cour ou dans le préau; des jeux variés autant que possible seront mis à leur disposition; on choisira de préférence les jeux qui développent la force et l'adresse.

Relativement au sommeil, il n'a pas paru à la 5e Sous-Commission qu'on pût réglementairement en fixer les heures ni la durée; ce sont là des besoins absolument individuels, et il y aurait péril à vouloir les restreindre ou leur imposer un moment précis. Ce qui importe au contraire, au point de vue de l'hygiène, c'est d'éviter l'usage de matelas ou de couvertures servant à plusieurs enfants et pouvant devenir une cause de transmission d'affections contagieuses. Il y aurait avantage à employer des matelas de moleskine faciles à laver à l'éponge, ou plus simplement un plan incliné de bois ciré. C'est pourquoi la Sous-Commission propose de décider que :

Les lits de camp sur lesquels seront couchés les enfants seront en bois ciré, et essuyés avec soin chaque fois qu'on lèvera un enfant.

Relativement au vêtement, on a pensé aussi qu'il y aurait inconvénient à entrer dans la voie d'une réglementation trop sévère. L'application d'un tel règlement serait d'ailleurs difficile. Il est bon de rappeler que le vêtement de l'enfant doit être chaud, ample et ne pas gêner ses mouvements. La recommandation suivante pourrait, en tout cas, être utilement introduite dans les instructions officielles :

On devra veiller à ce que le vêtement des enfants soit, autant que possible, mis en rapport avec la température et les exercices.

Une question très délicate est celle de la fourniture de vêtements aux enfants nécessiteux; autrefois les comités de patronage avaient une allocation qui, avec les dons des dames patronnesses, permettait de faire face aux besoins. Les caisses des écoles pourraient faire quelque chose sans doute si elles n'avaient à présent des charges énormes et si elles ne s'occupaient, surtout en ce moment, de favoriser la fréquentation des écoles primaires par les enfants. La distribution de vêtements, d'où qu'ils viennent, doit, en tout cas, être faite sans ostentation blessante. — Il y a lieu de considérer aussi que les vêtements fournis par la bienfaisance privée peuvent être plus ou moins suspects; et la Sous-Commission estime qu'ils devraient toujours subir une désinfection préalable. C'est une mesure de sage hygiène qui a été prise en Belgique par l'*Œuvre des vieux vêtements*, œuvre qui pourrait être instituée chez nous si les comités de patronage, réorganisés et composés de personnes zélées, voulaient y donner la main.

Ce sont là des vœux que la Sous-Commission a formulés dans les propositions suivantes :

Il serait nécessaire que les comités de patronage soient réorganisés, particulièrement en vue d'améliorer l'alimentation et le vêtement des enfants des écoles maternelles.

Les vêtements fournis par la bienfaisance privée ne seront utilisés, s'ils ont déjà servi, qu'après avoir été préalablement désinfectés.

4° PRIVÉS.

La 5e Sous-Commission n'a pas voulu empiéter sur les attributions de la 1re Sous-Commission qui est chargée de l'étude de la construction des écoles.

La disposition des cabinets d'aisances se rattache à la construction, et il appartient évidemment à la Commission spéciale de fixer les dimensions, le mode d'éclairage, d'aérage de ces cabinets.

Les membres de la 5e Sous-Commission estiment toutefois qu'on ne saurait apporter trop de soin dans la construction et l'aménagement des cabinets d'aisances, dans l'occlusion hermétique des tuyaux de chute, qui n'est complètement obtenue que par des inflexions siphoïdes dudit tuyau. Une quantité d'eau considérable est nécessaire dans les cabinets d'aisances, qui demandent à être entretenus dans le plus grand état de propreté.

Tous les hygiénistes se montrent favorables aux sièges en bois ciré ou verni. Une des raisons qu'ils donnent de leurs préférences paraît une simple raison de sentiment, puisqu'ils pensent qu'on macule moins aisément un cabinet et un siège propres; mais c'est en réalité un fait de stricte observation. — Le docteur Perrin et le docteur Riant ont montré, dans un mémoire et dans un rapport à la Société de médecine publique et d'hygiène professionnelle, que la sordidité des cabinets dans les habitations ouvrières, qui est une des causes les plus graves de l'insalubrité de ces habitations, tenait au manque du besoin de propreté chez les habitants; la propreté ne leur a pas été enseignée dès l'école, elle n'est pas devenue une habitude et un besoin. Les ignobles cabinets à trous béants, *à la turque,* appellent la saleté pour ainsi dire; c'est ce qu'on trouvait autrefois dans toutes les écoles, et c'est quelque chose d'approchant qu'on trouve encore aujourd'hui. Il faut apprendre aux enfants à faire usage de cabinets propres, — nous dirions presque luxueux, — comme dans beaucoup de maisons en Angleterre. Il faut qu'ils contractent l'habitude et sentent le besoin de cette propreté, si l'on veut plus tard qu'une réforme indispensable soit faite dans l'agencement des latrines des maisons ouvrières et des cabinets à usage commun dans toutes les maisons.

Le siège ciré ou verni serait excellent; — on pourrait, pour qu'il ne fût plus souillé par les pieds des élèves, le disposer de façon qu'il soit impossible de monter dessus; un bon dispositif est celui qu'on trouve à l'*école Monge,* à Paris : c'est un simple anneau de bois verni de quelques centimètres de largeur qui couvre le bord de la cuvette de porcelaine.

Toutefois il ne faut pas oublier que, chez les petites filles surtout, qui viendront tour à tour s'asseoir sur ce siège, il peut se rencontrer un danger de transmission d'écoulements vulvaires très tenaces et très graves souvent. C'est un point d'hygiène de l'enfance qu'il appartenait à la 5e Sous-Commission d'examiner, et elle a trouvé une solution heureuse de la question dans un dispositif qui interrompt en avant l'anneau de bois, tandis que la cuvette est un peu prolongée en avant; les parties sexuelles seront ainsi a l'abri de tout contact suspect. Ce système est actuellement essayé à l'école maternelle de la rue Madame.

La Sous-Commission ne voulait pas d'ailleurs entrer dans le détail de la construction; elle s'en tenait là à des faits de sa compétence.

5° TOILETTE DES ENFANTS.

PROPHYLAXIE DES AFFECTIONS CONTAGIEUSES.

La propreté est d'autant plus difficile à maintenir chez les enfants qu'ils sont eux-mêmes absolument indifférents à cette question la plupart du temps, et que leurs petites mains ramassent la poussière des tables, fouillent le sable du jardin pendant les récréations, soulèvent autour d'eux un nuage où ils se trouvent enveloppés. — La Sous-Commission n'a pas à démontrer la nécessité d'assurer cette propreté;

c'est une proposition qu'il suffit d'énoncer sans entrer dans des développements qui seraient autant d'inutiles lieux communs.

Ce que la Sous-Commission a voulu établir, c'est d'une part la nécessité de lavages journaliers du visage et des mains, et d'autre part d'ablutions générales fréquentes.

L'article 14 du règlement actuel (chapitre III) exige des lavabos et prévoit leur nombre. La Sous-Commission a demandé que ces lavabos soient à *eau courante,* ce qui, du premier coup, élimine l'usage du seau ou du baquet dont l'eau sert à plusieurs enfants sans être renouvelée.

Elle s'est aussi préoccupée d'interdire les éponges qui, s'encrassant si vite, sont si difficiles à nettoyer, s'imprègnent d'une odeur fétide à la longue, et peuvent n'être pas sans danger pour la santé. — Les propositions suivantes résument bien l'avis de la Sous-Commission et les discussions consignées dans ses procès-verbaux :

Les lavabos prescrits à l'article 13 du règlement (chapitre III) seront installés à l'eau courante. Il est nécessaire qu'ils soient dans le préau et qu'il y en ait au moins un pour dix enfants. Le sol de cette partie du préau sera carrelé, dallé ou cimenté.

L'usage des éponges doit être formellement interdit pour le lavage des enfants, qui devront être débarbouillés avec les mains préalablement lavées; un nombre suffisant de serviettes sera mis à leur disposition.

Mais, indépendamment de ces lavages journaliers des mains et du visage, il fallait songer à indiquer un système pratique de balnéation générale, et c'est une question qui a fort occupé la 5ᵉ Sous-Commission.

Il y a, dès maintenant, dans plusieurs écoles maternelles, une petite salle de bains, contenant deux ou trois baignoires, dont on fait, hélas! très rarement usage. — On voit dans la pratique des bains une perte de temps très notable; et d'ailleurs les directrices se montrent inquiètes de ces bains qu'elles craignent de donner intempestivement; elles sont peu soucieuses de prendre une responsabilité qui leur semble grave. — Il y a, dans cette crainte, une exagération réelle contre laquelle les médecins de la 5ᵉ Sous-Commission ont voulu réagir; même si le bébé est légèrement indisposé, un bain rapide est sans danger; les inconvénients ne s'observent guère que dans les cas où des maladies très caractérisées empêchent absolument l'enfant de fréquenter l'école. En tout cas, les avantages que l'on retirerait de cette pratique sont de nature à compenser très largement les petits inconvénients qu'on y veut trouver.

Cette crainte écartée, il resterait la question de temps. Sans doute si l'on renouvelait la tentative faite autrefois dans une école de la rue Jean-Jacques-Rousseau, et que M. le Vice-Recteur rappelait à la Sous-Commission à propos de la discussion de cette question, on risquerait d'échouer une fois encore. Dans le cas de cette tentative, il y avait vingt ou vingt-cinq baignoires et le personnel était constamment occupé à ce service; c'était devenu plus un établissement de bains qu'une école. — Mais si, comme on a essayé de le faire avec succès à l'hospice des enfants assistés, on donne des bains de trois ou quatre minutes, le problème se simplifie ; et il est tout à fait résolu si ces bains ne sont pas donnés quotidiennement, si l'on établit un roulement qui ramènera les enfants au bain tous les huit jours, tous les quinze jours même.

Il y a mieux, c'est que les bains peuvent être efficacement remplacés par une douche tiède, en pluie ou en jet, avec lavage rapide au savon et rinçage consécutif. Cela a été employé avec succès dans les régiments, dans les asiles de nuit, etc. — Ces lavages demandent un temps très court et ne peuvent plus effrayer personne ; un réservoir placé à une certaine hauteur, une simple pompe de jardin, pourraient au besoin faire l'affaire. Les constructeurs ne manqueraient pas de proposer des systèmes simples et économiques. Il ne faudrait que quelques minutes pour donner ces soins de propreté à dix ou quinze enfants tous les jours.

C'est après avoir ainsi envisagé la question que la 5e Sous-Commission, convaincue non seulement de l'innocuité, mais de l'utilité des ablutions générales au point de vue de l'hygiène de l'enfance, a accepté la proposition suivante :

Pour assurer le lavage complet de tous les enfants, chaque jour un certain nombre d'entre eux seront soumis à une ablution générale à l'eau tiède au moyen d'un appareil de douchage intermittent, tel par exemple que ceux qui sont en usage dans les régiments.

L'eau pourra être prise dans le réservoir du fourneau de la cuisine [1].

---

[1] Un certain nombre de membres de la 5e Sous-Commission ont fait remarquer qu'il y aurait parfois danger à mouiller la tête des enfants qui s'enrhument facilement : il y a là exagération évidente ; mais rien n'empêcherait de couvrir la tête des enfants d'un bonnet de caoutchouc ou de toile cirée.

Ces questions relatives à la propreté devaient naturellement conduire la 5e Sous-Commission à l'examen de celles qui touchent à la santé des enfants. Une transition toute simple se trouve dans la toilette de la tête, qui, convenablement pratiquée, peut éviter tant d'affections parasitaires : les poux, les eczémas, les teignes, les impétigos. La longueur des cheveux des enfants, dont les mères sont si fières souvent, permet aisément le développement de la vermine, en même temps qu'elle dissimule trop longtemps et qu'elle empêche de soigner efficacement les affections du cuir chevelu. Les poux pullulent aisément dans les longs cheveux mal soignés, et il suffit d'un seul couple de poux pour donner naissance en un mois à 18,000 individus. C'est pourquoi tous les membres de la 5e Sous-Commission s'accordent à penser qu'il faudrait là une prescription sévère qui pourrait être ainsi formulée :

Pour éviter toute contagion d'une affection parasitaire, les enfants des écoles maternelles, sans exception, devront porter les cheveux courts.

Beaucoup d'autres maladies peuvent atteindre l'enfance pendant la période scolaire. La peau de l'enfant est délicate, les muqueuses sont sensibles à l'excès, de là des éruptions plus faciles, des inflammations catarrhales interminables avec tendance aux récidives et à la chronicité. Le retentissement de ces lésions de surface sur le système ganglionnaire est fort commun, et pour peu que l'enfant ait été touché par la diathèse scrofuleuse, on sait quels dangers sa santé peut courir. Le rapide développement que subit l'appareil céphalo-rachidien constitue une prédisposition aux méningites, aux encéphalites. Les convulsions, la chorée, l'épilepsie, se montrent aussi fréquemment dans cette période de la vie. La diphthérie fait alors ses plus grands ravages. La coqueluche trouve un terrain tout préparé. — C'est par excellence l'époque des fièvres éruptives qui deviendront graduellement plus rares chez le jeune homme, chez l'adulte, chez le vieillard, qui, moins impressionnables, ont pu aussi acquérir par une première atteinte le bénéfice de l'immunité.

La délicatesse, l'impressionnabilite des organes, ont une bonne part à réclamer dans la fréquence chez l'enfant des affections des voies respiratoires. Les fièvres intermittentes dans les pays marécageux font beaucoup de ravages chez les enfants de moins de dix ans.

Nous ne citons que pour mémoire le goitre scolaire qui a été signalé en Suisse et en Auvergne ; il y a là sans doute des causes plus générales que celles qui résultent du milieu scolaire; il faut tenir compte des conditions qui appartiennent à la contrée, au climat, au logement de la famille, à l'alimentation, aux boissons. — La myopie dite *scolaire* doit être peu fréquente dans les écoles maternelles : on sait que la myopie héréditaire ne commence guère à se manifester qu'à huit ou neuf ans, quand l'enfant quitte les abécédaires pour les livres ; la myopie acquise n'apparaît aussi qu'à cette époque, selon le docteur Javal, et même beaucoup plus tard, selon le docteur Maurice Perrin. Il faut pourtant s'en préoccuper de suite, et, par un éclairage convenable et suffisant, éviter de développer les prédispositions latentes. Nous ne voulons point ici insister davantage, laissant à la Sous-Commission des bâtiments scolaires et à celle de l'hygiène de la vue le soin de dire quelles mesures il faut prendre contre ce danger particulier.

En tout cas, en présence de la multitude de maladies qui peuvent atteindre l'enfance pendant la période scolaire et particulièrement pendant la période qui correspond à son passage par l'école maternelle, il nous a paru qu'il était nécessaire d'organiser un service médical sérieux et régulier sur des bases plus larges que celles actuelles [1]. Il serait aussi désirable qu'une sorte de petit dispensaire fût annexé à l'école, ou plutôt que l'enfant trouvât à l'école, sous la direction et la responsabilité du médecin scolaire, les moyens de suivre un traitement reconstituant ou antidiathésique. La ville de Bruxelles a fait un essai de ce genre et paraît en être satisfaite. On estime à Bruxelles que les frais faits par l'administration des hospices, pour soigner ainsi les enfants à l'école, sont largement compensés par l'économie qu'on trouve plus tard dans les frais d'hôpital, et par le travail plus actif et moins souvent interrompu de l'ouvrier. Ce n'est pas là *une dépense ;* c'est proprement un bon placement.

La 5e Sous-Commission a résumé ses idées sur cette question en formulant les propositions suivantes :

Les directrices devront procéder à des inspections régulières des enfants de façon à signaler au médecin inspecteur les affections parasitaires ou autres dont ils seraient atteints.

---

[1] On trouvera des renseignements sur l'inspection médicale des écoles en France dans *L'Étude et les progrès de l'hygiène*, par H. Napias et A.-J. Martin. (G. Masson, 1883.)

Dans ce but, une instruction officielle devra être mise entre les mains des directrices.

Il serait désirable que le service médical fût organisé sérieusement et que certains remèdes, tels que le quinquina, l'huile de foie de morue, le fer, etc., soient mis à la disposition du médecin de l'école.

La 5e Sous-Commission pouvait borner là son travail; elle avait en effet épuisé les questions qu'elle s'était posées. Il appartiendra à l'Administration de tenir compte de ses études et de ses décisions, quand elles auront reçu la sanction de la Commission générale pour la rédaction des règlements à venir et pour la modification des instructions actuelles.

Toutefois, pour aider au travail du rapporteur général, la 5e Sous-Commission, reprenant les articles des règlements en vigueur, a indiqué quelles modifications il y aurait lieu d'y introduire. Sans vouloir entrer ici dans le détail, nous devons dire, pour terminer, que celles de ces modifications auxquelles la Sous-Commission tient le plus ont pour but d'introduire les notions d'hygiène dans les programmes des cours et des examens pour la direction et l'inspection des écoles maternelles; et qu'elles stipulent l'adjonction d'un médecin hygiéniste au jury d'examen, tel qu'il existe actuellement.

Il ne paraît pas possible en effet d'obtenir une exécution précise des règlements et instructions relatifs à l'hygiène des écoles, si le personnel n'est pas en situation d'en comprendre l'utilité et d'en apprécier la valeur.

Le Secrétaire-Rapporteur,
Dr Henri NAPIAS.

www.ingramcontent.com/pod-product-compliance
Ingram Content Group UK Ltd.
Pitfield, Milton Keynes, MK11 3LW, UK
UKHW022149170726
13837UKWH00004B/1880

9 782019 942380